SIRTFOOD DIÄT

Leicht abnehmen und die
Fettverbrennung beschleunigen mit Sirtuin!

Das Kochbuch mit
leckeren und schnellen Rezepten
inklusive Essensplan

Maria Emmrich

Inhalt

Vorwort

Sirtfood – die neue Trend-Diät. Die Zeit ist wieder gekommen, eine neue Diät wird zum Himmel gepriesen. Kein Wunder, denn sie hat den allerbesten Lockstoff: Schokolade und Rotwein sollten erlaubt sein. Aber worum geht es in dieser neuen Diät genau? Welche Lebensmittel sind erlaubt? Das alles erklären wir auf den folgenden Seiten.

Sie werden sich sicher fragen, warum unser Rezeptbuch keine farbenfrohen und ansprechenden Fotos enthält. Hochglanzfotos sind mit hohen Druckkosten und den Kosten für die Erstellung der Bilder verbunden.

Sie sehen zwar schön aus und unterstreichen das Rezept in besonderer Weise, verursachen aber hohe Kosten, die der Käufer letztendlich zu tragen hat. Damit jeder noch die tollen Rezepte für sich entdecken kann, haben wir auf teure Fotos verzichtet und können das Buch wesentlich günstiger anbieten.

In unserem Buch finden Sie viele verschiedene Rezepte, ob ein leckeres Frühstück oder ein ausgewogenes Mittagessen. Dank der vielen Rezepte gibt es leckere Gerichte für jedermann.

Lassen Sie sich inspirieren und probieren Sie es aus!
Alles Liebe und guten Appetit!

Was ist die Sirtfood Diät?

"Sirtfood" ist ein Lebensmittel mit hohem Gehalt an Sirtuin-Aktivatoren. Das Wort "Sirt" in Sirtfood ist eine Abkürzung für die Enzymgruppe der Sirtuine.

Während die berühmte Low Carb Diät voller Proteine ist und nur wenig Kohlenhydrate zulässt, konzentriert sich die Sirt-Diät auf Sirtuine. Dies sind Enzyme im Körper, die durch ihre besondere Aktivität, nämlich die Verringerung der Produktion freier Radikale, die Zellen im Körper vor Stress schützen. Wenn der Körper genügend Sirtuin-Aktivatoren aus der Nahrung aufnimmt, verbrennt er auch Fett.

Der Vorteil: Sirtuin-Aktivatoren sind in einer Vielzahl von Lebensmitteln und Getränken enthalten, auch in Genussmitteln, und ermöglichen so eine abwechslungsreiche Ernährung, die nicht sehr einschränkend ist. Die einzige Aufgabe bei dieser Diät ist es, so viele Lebensmittel wie möglich zu sich zu nehmen, die reich an diesen Sirtuin-Aktivatoren sind.

Sirtuine stärken das Immunsystem, helfen beim Muskelaufbau und sorgen dafür, dass der Zellstoffwechsel abnimmt - mit anderen Worten: Der Alterungsprozess wird verlangsamt, Sie bleiben "länger jung". Sie müssen lediglich auf Lebensmittel umsteigen, die viele Sirtuine aktivieren.

Sirtuine machen nicht nur jung und gesund, sondern auch schlank. Das Versprechen der Sirtuin-Diät: Innerhalb einer Woche können Sie bis zu drei Kilogramm abnehmen. Wenn Sie auch mehr Sport machen und so Kalorien verbrennen, können Sie in dieser kurzen Zeitspanne noch schlanker werden. Denn je mehr Muskeln vorhanden sind, desto mehr Kalorien werden verbrannt. Praktisch: Sirtuin-aktivierende Lebensmittel hemmen auch Heißhungerattacken.

Die bekannteste Frau, bei der die Sirt-Diät geholfen hat, ist keine andere als Sängerin Adele.

Liste der Lebensmittel

Der Geschmack sagt nichts darüber aus, welches Lebensmittel Sirtuin enthält - es kommt sowohl in bitterem Obst und Gemüse als auch in Süßigkeiten vor. Aus diesem Grund haben wir einen kleinen Überblick über Lebensmittel erstellt, die Sirtuin enthalten.

Natürlich müssen Sie sich nicht nur auf die folgende Lebensmittelliste beschränken. Das Ziel ist nur, die Leckereien, die Sirtuin enthalten, so oft wie möglich in die Speisekarte mit aufzunehmen. Für Luxusgüter wie Kaffee, Schokolade oder Rotwein gilt: Immer mit Bedacht genießen und nicht zu viel essen oder trinken.

Das sind die 20 wichtigsten Sirt-Lebensmittel:

- Buchweizen
- Chilischoten (Birds Eye Chili)
- Datteln (Sorte Medjoul)
- Erdbeeren
- Grünkohl
- Grüner Tee
- Kaffee
- Kakao (pur oder in 85% Schokolade)
- Kapern
- Kurkuma (Gelbwurz)
- Liebstöckel
- Olivenöl
- Petersilie
- Radicchio
- Rotwein
- Rucola
- Sellerie
- Soja
- Walnüsse
- Zwiebeln (rot)

Folgende 40 weitere Sirtuin-aktivierende Lebensmittel werden auch in der Sirtfood Diät empfohlen. Diese sind nicht ganz so stark aktivierend wie die aus der Top 20-Liste, aber immer noch sehr empfehlenswert.

Früchte

- Apfel
- Brombeeren
- Cranberries
- Goji Beeren
- Himbeeren
- Johannisbeeren (schwarz)
- Kumquats
- Pflaumen
- Trauben (rot)

Gemüse und Hülsenfrüchte

- Artischocken
- Brokkoli
- Brunnenkresse
- Chicorée (hell)
- Dicke Bohnen
- Weiße Bohnen
- Grüne Bohnen
- Endiviensalat
- Pak Choi
- Schalotten
- Spargel
- Zwiebeln (weiß)

Getränke

- schwarzer Tee
- weißer Tee

Getreide und Pseudo-Getreide

- Popcorn
- Quinoa
- Vollkornmehl

Kräuter und Gewürze

- Chili
- Dill
- Ingwer
- Minze
- Oregano
- Salbei
- Schnittlauch
- Thymian

Nüsse

- Chia Samen
- Erdnüsse
- Kastanien
- Pekannüsse
- Pistazien
- Sonnenblumenkerne

Ablauf der Sirtfood Diät

Die Sirt-Food-Diät besteht aus drei Phasen: In Phase eins wird der Körper wie bei einem sanften Fasten entlastet. In der zweiten Phase verlieren Sie Pfunde, in der dritten Phase behalten Sie das gewünschte Gewicht.

Manchmal wird auch von zwei Phasen gesprochen, dann besteht die Erste aus Phase 1 und 2.

Sie können diese drei Phasen so oft wiederholen, wie Sie abnehmen möchten. Wir empfehlen jedoch, dass Sie Ihre Ernährung nach Abschluss dieser Phasen weiterhin "sirtifizieren", indem Sie regelmäßig Sirt-Lebensmittel in Ihre Mahlzeiten einbeziehen. Außerdem empfehlen wir Ihnen, weiterhin jeden Tag grünen Saft oder Smoothies zu trinken.

Die 3 Phasen der Sirtfood-Diät

Phase 1: Die erste Phase ist die Umprogrammierung des Stoffwechsels auf "mager". Dies funktioniert zum Beispiel mit sirtuinreichen grünen Säften, die den Körper entgiften. Sie dauert drei Tage. Das heißt: 1000 Kalorien pro Tag in Form von drei Säften und einer Hauptmahlzeit.

Phase 2: In Phase zwei wird die Kalorienaufnahme auf 1500 Kalorien erhöht. Sie dauert vier Tage. Es gibt jetzt zwei grüne Säfte und zwei Hauptmahlzeiten pro Tag.

Phase 3: Phase drei dient der Stabilisierung des neuen Gewichts. In der dritten oder „Wartungs"-Phase ist eigentlich alles erlaubt, solange Sie so viele Sirt Lebensmittel wie möglich auf der Speisekarte haben und ungefähr 1800 Kalorien essen. Sie dauert zwei Wochen. Es gibt einen grünen Saft und drei Hauptmahlzeiten pro Tag.

Essensplan für drei Wochen

Phase 1 Tag 1-3
In den ersten drei Tagen nimmt man jeweils nur 1.000 kcal zu sich. Konsumiert werden:

- 3x Grüner Sirtfood Saft
- 1x Hauptmahlzeit

Phase 2 Tag 4-7 solange bis das Wunschgewicht
In den nächsten vier Tagen der kommt man auf 1.500kcal. Erreicht wird dies erreicht durch:

- 2x Grüner Sirtfood Saft
- 2x Hauptmahlzeit

Trinken sollte man in der Einführungsphase Wasser, grünen Tee und schwarzen Kaffee.

Phase 3 Tag 8-21
Die zweite Phase dauert dann 14 Tage. Auch hier gibt es einen festen Plan, anhand dessen gibt es:

- 1x Grüner Sirtfood Saft
- 3x Hauptmahlzeit
- 1-2x Snacks

Den Saft sollte man als erstes, ca. 30 Minuten vor dem Frühstück, trinken. Das Abendessen sollte man möglichst bis 19h zu sich genommen haben. Trinken sollte man Wasser, grünen Tee oder schwarzen Kaffee. Schwarzer oder weißer Tee sind auch in Ordnung. Rotwein ist auch erlaubt, aber nicht mehr als zwei bis drei Gläser pro Woche, da sonst das Fett wieder eingelagert wird.

Tag 1	•3x Grüner Sirtfood Saft •1x Hauptmahlzeit
Tag 2	•3x Grüner Sirtfood Saft •1x Hauptmahlzeit
Tag 3	•3x Grüner Sirtfood Saft •1x Hauptmahlzeit
Tag 4	•2x Grüner Sirtfood Saft •2x Hauptmahlzeit
Tag 5	•2x Grüner Sirtfood Saft •2x Hauptmahlzeit
Tag 6	•2x Grüner Sirtfood Saft •2x Hauptmahlzeit
Tag 7	•2x Grüner Sirtfood Saft •2x Hauptmahlzeit
Tag 8	•1x Grüner Sirtfood Saft •3x Hauptmahlzeit
Tag 9	•1x Grüner Sirtfood Saft •3x Hauptmahlzeit
Tag 10	•1x Grüner Sirtfood Saft •3x Hauptmahlzeit
Tag 11	•1x Grüner Sirtfood Saft •3x Hauptmahlzeit
Tag 12	•1x Grüner Sirtfood Saft •3x Hauptmahlzeit
Tag 13	•1x Grüner Sirtfood Saft •3x Hauptmahlzeit
Tag 14	•1x Grüner Sirtfood Saft •3x Hauptmahlzeit
Tag 15	•1x Grüner Sirtfood Saft •3x Hauptmahlzeit
Tag 16	•1x Grüner Sirtfood Saft •3x Hauptmahlzeit
Tag 17	•1x Grüner Sirtfood Saft •3x Hauptmahlzeit
Tag 18	•1x Grüner Sirtfood Saft •3x Hauptmahlzeit
Tag 19	•1x Grüner Sirtfood Saft •3x Hauptmahlzeit
Tag 20	•1x Grüner Sirtfood Saft •3x Hauptmahlzeit
Tag 21	•1x Grüner Sirtfood Saft •3x Hauptmahlzeit

Hauptmahlzeit - Frühstück

Grüner Sirtfood Smoothie

Dieses Smoothie Rezept empfehlen wir besonders in ihrer Sirtfood Diät, da es sehr viele Sirtuin-Aktivatoren enthält

Für eine Portion:

- 100g ungesüßter Griechischer Joghurt
- 6 Walnusshälften
- 8-10 mittelgroße Erdbeeren
- eine Handvoll Grünkohlblätter
- 20g dunkle Schokolade (mind. 85% Kakao)
- 1 Dattel
- 1/2 Teelöffel Kurkuma
- Ca. 2mm frische Chili, fein geschnitten
- 200ml ungesüßte Mandelmilch

Wenn Sie es vorziehen, vegan zu essen, verwenden Sie Sojajoghurt anstelle von griechischem Joghurt.

Geben Sie alles in einen Mixer und mischen Sie alles, bis Sie einen Smoothie erhalten.

Power-Müsli

Für eine Portion. Der ultimative Start in den Tag mit extra vielen Sirtuin-Lebensmitteln.

- 20g Buchweizen Flakes
- 10g Buchweizen gepufft
- 15g Kokosnuss Flocken
- 40g Medjool Datteln, entkernt und klein geschnitten
- 10g Kakao Nibs
- 100g Erdbeeren
- 100g griechischer Naturjoghurt

Alle Zutaten miteinander vermischen. Fertig.

Wenn Sie auf Vorrat zubereiten, z.B. für fünf Portionen, nehmen Sie einfach die fünffache Menge. Sie können diese einige Tage in einer luftdichten Dose aufbewahren.

Wenn Sie es vorziehen, vegan zu essen, verwenden Sie Sojajoghurt anstelle von griechischem Joghurt.

Statt Erdbeeren können Sie auch andere Beeren, z.B. Himbeeren, Blaubeeren oder Brombeeren verwenden.

Beeren-Joghurt

Als Frühstück im Rahmen ihrer Sirtfood Diät schlagen wir z.B. diesen Joghurt vor:

- 125g gemischte Beeren, z.B. Blaubeeren, Erdbeeren und Brombeeren
- 150g griechischer Joghurt
- 25g Walnüsse, gehackt
- 10g dunkle Schokolade (85%), geraspelt

Einfach alle Zutaten miteinander vermischen.

Veganer können statt Joghurt auch Sojajoghurt und vegane Schokolade verwenden.

Joghurt mit Beeren

Ein wunderbarer Start in den Tag:

- ungesüßter Joghurt (125g)
- frische Beeren, z.B. Himbeeren, ca. 60g.

Himbeeren gehören zum sogenannten Sirt-Foods - und so eignet sich dieses Frühstück auch als Teil einer Sirt-Food-Diät.

Rührei

Für eine Portion:

- 1 Teelöffel kaltgepresstes Olivenöl
- 20g rote Zwiebeln, fein gehackt
- 1/2 rote Chili, fein gehackt
- 3 mittelgroße Bio-Eier
- 50ml Milch
- 1 Teelöffel Kurkuma
- 5g Petersilie, fein gehackt

Das Olivenöl in einer beschichteten Pfanne erhitzen und die Zwiebel darin anschwitzen, es sollte nicht bräunen.

Ei, Milch, Chili, Kurkuma und Petersilie in einer Schüssel mit einer Gabel zu einer einheitlichen Masse vermengen und in die Pfanne geben. Lassen Sie es unter regelmäßigem Rühren auf die gewünschte Konsistenz kochen.

Tofu und Pilz Scramble

Für eine Portion:

- 100g Tofu
- 1 Teelöffel Kurkuma
- 1 Teelöffel mildes Currypulver
- 20g Grünkohl, grob gehackt
- 1 Teelöffel Olivenöl
- 20g rote Zwiebel, in Scheiben geschnitten
- 1/2 rote Tai Chili, in Ringe geschnitten
- 50g Champignons in Scheiben geschnitten
- 5g Petersilie, fein gehackt

Den Tofu abtropfen lassen.

Kurkuma und Curry mit etwas Wasser zu einer Pasta vermengen.

Den Kohl zwei Minuten in einem Topf mit Dampfeinsatz dämpfen.

Öl in einer beschichteten Pfanne erhitzen und Zwiebeln, Champignons und Chili hinzufügen. Kochen, bis alles leicht gebräunt ist.

Den Tofu grob zerkleinern und mit den gemischten Gewürzen in die Pfanne geben und gut mischen. Dann den Kohl dazugeben, erneut mischen und eine Minute kochen lassen.

Mit der Petersilie bestreuen und servieren.

Buchweizen Pfannkuchen mit Erdbeeren

Für ca. 8 Pfannkuchen, für ca. 4 Portionen.

Für die Pfannkuchen:

- 350ml Milch
- 150g Buchweizen-Mehl
- 1 großes Bio-Ei
- 1 Esslöffel Olivenöl

Für die Schoksauce

- 100g dunkle Schokolade (mind. 85% Kakaoanteil)
- 85ml Milch
- 1 Esslöffel Schlagsahne
- 1 Esslöffel Olivenöl

Zum Servieren:

- 400g Erdbeeren
- 100g gehackte Walnüsse

Mischen Sie einen glatten Teig aus Milch, Mehl und Ei. Eine beschichtete Pfanne erhitzen, Öl hinzufügen, erhitzen lassen und dann genug Teig in die Pfanne gießen, bis der Boden dünn bedeckt ist.

Nach ca. 1-2 Minuten wenden und die andere Seite ebenfalls 1-2 Minuten backen.

Fahren Sie fort, bis Sie ca. 8 Pfannkuchen haben.

Für die Schokoladensauce in einer Schüssel die Schokolade im Wasserbad schmelzen. Dann Milch, Sahne und Olivenöl dazugeben und vermischen.

Die Pfannkuchen auf einen Teller legen und mit Erdbeeren, Walnüssen und Schokoladensauce garnieren.

Hauptmahlzeiten – Mittagessen & Abendessen

Thai Garnelen mit Buchweizen Nudeln

Für eine Portion brauchen Sie:

150g geschälte Riesengarnelen
2 Teelöffel Sojasoße oder Tamari
2 Teelöffel Olivenöl
75g Soba (Buchweizennudeln)
1 Knoblauchzehe, fein gehackt
1 kleine Thai-Chili, fein gehackt
1 Teelöffel fein gehackter frischer Ingwer
20g rote Zwiebeln, in dünne Scheiben geschnitten
40g grüne Sellerie, in dünne Scheiben geschnitten
75g grüne Bohnen, grob gehackt
50g Grünkohl, grob gehackt
100ml Hühnerbrühe
5g Liebstöckel oder grüne Sellerieblätter

Die Buchweizennudeln nach Packungsbeilage kochen und beiseitestellen. In der Zwischenzeit können Sie den Wok bereits erhitzen, 1 Teelöffel Öl hinzufügen und die Garnelen darin mit einem Teelöffel Sojasauce oder Tamari zwei bis drei Minuten braten. Garnelen beiseitestellen, Wok abwischen.

Das restliche Öl erhitzen, Knoblauch, Chili, Ingwer, Sellerie, Bohnen, Grünkohl und rote Zwiebeln anbraten. Die Brühe hinzufügen, zum Kochen bringen und zwei Minuten lang weiter kochen. Dann die Nudeln und Garnelen dazugeben, zum Kochen bringen und mit den Sellerie- und Liebstöckelblättern bestreuen.

Glasierter Tofu mit Gemüse und Buchweizen

Für eine Portion braucht man:

150g Tofu
1 Esslöffel Mirin
20g Miso Paste
40g grüne Selleriestange
35g rote Zwiebel
120g Zucchini
1 kleine Thai-Chili
1 Knoblauchzehe
1 kleines Stück Ingwer
50g Grünkohl
2 Teelöffel Sesamsamen
35g Buchweizen
1 Teelöffel Kurkuma
2 Teelöffel kaltgepresstes Olivenöl
1 Teelöffel Sojasauce oder Tamari

Backofen auf 200 ° vorheizen.

In der Zwischenzeit Mirin und Miso mischen. Den Tofu längs halbieren und in zwei Dreiecke teilen. Den Tofu kurz mit der Mirin- / Miso-Paste marinieren, während die anderen Zutaten vorbereitet werden.

Die Selleriestangen in dünne Scheiben schneiden, die Zucchini in dicke und die Zwiebel in dünne Ringe. Knoblauch, Ingwer und Chili fein hacken. Grünkohl grob schneiden und dünsten oder kurz blanchieren.

Den marinierten Tofu in eine kleine Auflaufform geben, mit den Sesamkörnern bestreuen und im Ofen ca. 15 Minuten backen, bis die Marinade leicht karamellisiert ist.

In der Zwischenzeit den Buchweizen gemäß der Packungsanleitung kochen und dem Wasser Kurkuma hinzufügen.

In der Zwischenzeit das Olivenöl in einer beschichteten Pfanne erhitzen und Sellerie, Zwiebel, Zucchini, Chili, Ingwer und Knoblauch hinzufügen. Bei starker Hitze ein bis zwei Minuten kochen, dann zwei bis drei Minuten bei niedriger Temperatur. Nach Bedarf ein wenig Wasser hinzufügen.

Den glasierten Tofu mit Gemüse und Buchweizen servieren.

Putenschnitzel mit Blumenkohl-Couscous

Für eine Portion:

150g Blumenkohl, grob gehackt
1 Knoblauchzehe, fein gehackt
40g rote Zwiebeln, fein gehackt
1 Thai-Chili, fein gehackt
1 Teelöffel gehackter frischer Ingwer
2 Esslöffel kaltgepresstes Olivenöl
2 Teelöffel Kurkuma
30g getrocknete Tomaten, fein gehackt
10g Petersilienblätter
150g Putenschnitzel
1 Teelöffel getrockneter Salbei
Saft einer 1/4 Zitrone
1 Esslöffel Kapern

Den Blumenkohl in einer Küchenmaschine klein mixen, bis die einzelnen Stücke etwas kleiner als ein Reiskorn sind.

Erhitzen Sie den Knoblauch, Zwiebeln, Chili und Ingwer in einer Pfanne mit einem Esslöffel Olivenöl bis sie leicht glasig sind. Fügen Sie Kurkuma und Blumenkohl hinzu, mischen Sie alles gut und erhitzen Sie alles ca. 1 Minute. Dann vom Herd nehmen und die Hälfte der Petersilie und alle Tomaten hinzufügen und gut mischen.

Das Putenschnitzel mit dem Öl und dem Salbei mischen. Geben Sie den Rest des Öls in eine Pfanne und braten Sie die Schnitzel von beiden Seiten, bis sie fertig sind. Dann fügen Sie den Zitronensaft, Kapern, restliche Petersilie und ein Esslöffel Wasser dazu und erwärmen das Ganze nochmal kurz. Mit dem Blumenkohl-Couscous servieren.

Dal mit Grünkohl, roten Zwiebeln und Buchweizen

Für eine Portion:

1 Teelöffel kaltgepresstes Olivenöl
1 Teelöffel Senfsamen
40g rote Zwiebeln, fein gehackt
1 Knoblauchzehe, sehr fein gehackt
1 Teelöffel sehr fein gehackter Ingwer
1 Thai-Chili, sehr fein gehackt
1 Teelöffel Currymischung
2 Teelöffel Kurkuma
300ml Gemüsebrühe
40g rote Linsen
50g Grünkohl, gehackt
50ml Kokosmilch
50g Buchweizen

Öl in einer Pfanne bei mittlerer Temperatur erhitzen und Senfkörner hinzufügen. Wenn diese springen, fügen Sie Zwiebel, Knoblauch, Ingwer und Chili hinzu. Erhitzen, bis alles weich ist.

Fügen Sie das Currypulver und 1 Teelöffel Kurkuma hinzu, mischen Sie alles gut.

Fügen Sie die Gemüsebrühe hinzu, bringen Sie sie zum Kochen.

Fügen Sie die Linsen hinzu und kochen Sie sie 25 bis 30 Minuten lang, bis sie fertig sind.

Dann den Grünkohl und die Kokosmilch dazugeben und 5 Minuten köcheln lassen. Der Dal ist fertig.

Während die Linsen kochen, bereiten Sie den Buchweizen zu.

Buchweizen mit dem Dal servieren.

Hähnchen mit Grünkohl, roten Zwiebeln und Chili Salsa

Für eine Portion:

Für die Salsa:
130g Tomaten
1 Thai-Chili, fein gehackt
1 Esslöffel Kapern, fein gehackt
5 g Petersilie, fein gehackt
Saft einer viertel Zitrone

Für den Rest:
150g Hähnchenbrust
2 Teelöffel Kurkuma
Saft einer viertel Zitrone
1 Esslöffel Olivenöl
50g Grünkohl, gehackt
20g rote Zwiebeln, in Scheiben
1 Teelöffel gehackter Ingwer
50g Buchweizen

Am besten bereiten Sie zuerst die Salsa zu: Entfernen Sie den Stiel der Tomate, hacken Sie sie fein und mischen Sie sie gut mit den anderen Zutaten.

Den Backofen auf 220 ° C vorheizen. In der Zwischenzeit die Hähnchenbrust in etwas Olivenöl und einem Teelöffel Kurkuma marinieren.

Eine ofenfeste Pfanne auf dem Herd erhitzen und das marinierte Hähnchen auf jeder Seite eine Minute anbraten. Dann im Ofen ca. 10 Minuten backen, herausholen und mit Alufolie abdecken.

In der Zwischenzeit den Grünkohl kurz dünsten. In einem kleinen Topf die roten Zwiebeln und den Ingwer mit Olivenöl erhitzen bis sie glasig werden, dann den Grünkohl dazugeben und nochmals erhitzen.

Buchweizen nach Packungsanweisung zubereiten, mit Fleisch und Gemüse servieren.

Tofu mit Blumenkohl

Für eine Portion:

60g rote Paprika, entkernt
1 Thai Chili, in zwei Hälften geschnitten, entkernt
2 Knoblauchzehen
1 Teelöffel Olivenöl
1 Prise Kreuzkümmel
1 Prise Koriander
Saft einer 1/4 Zitrone
200g Tofu
200g Blumenkohl, grob gehackt
40g rote Zwiebeln, fein gehackt
1 Teelöffel fein gehackter Ingwer
2 Teelöffel Kurkuma
30g getrocknete Tomaten, fein gehackt
20g Petersilie, gehackt

Backofen auf 200 ° C vorheizen. Paprika in Scheiben schneiden und mit Chili und Knoblauch in eine feuerfeste Form geben. Etwas Olivenöl darüber gießen, die getrockneten Kräuter dazugeben und in den Ofen geben, bis die Paprika weich ist (ca. 20 Minuten). Lassen Sie es abkühlen, geben Sie die Paprika zusammen mit dem Zitronensaft in einen Mixer und verarbeiten Sie ihn zu einer weichen Masse.

Den Tofu halbieren und die Hälften in Dreiecke teilen. Den Tofu in eine kleine Auflaufform legen, mit der Paprikamasse bedecken und ca. 20 Minuten in den Backofen stellen.

Blumenkohl hacken, bis die Stücke kleiner als ein Reiskorn sind.

Dann in einem kleinen Topf den Knoblauch, Zwiebeln, Chili und Ingwer mit Olivenöl erhitzen bis sie glasig werden. Fügen Sie Kurkuma und Blumenkohl hinzu, mischen Sie alles gut und erhitzen alles nochmal. Vom Herd nehmen und Petersilie und Tomaten hinzufügen, gut mischen. Mit dem Tofu in der Sauce servieren.

Salat in vier Variationen

Für eine Portion:

50g Rucola
50g Chicorée
40g grüne Selleriestange, in Scheiben
20g rote Zwiebeln, in Scheiben
80g Avocado, gewürfelt
15g Walnüsse, gehackt
1 Medjool Dattel, entsteint und gehackt
10g Petersilie, gehackt
10g Liebstöckel oder Sellerieblätter, gehackt
1 Esslöffel Olivenöl
1 Esslöffel Kapern
1/4 Zitrone, der Saft davon

Als Basis Chicorée und Rucola in einer Schüssel anrichten. Alle anderen Zutaten hinzufügen und gut mischen.

Variationen:

Lachs
Standardmäßig werden 100 g in Streifen geschnittener Räucherlachs hinzugefügt.

Linsen
Für Veganer kann der Lachs durch 100 g gekochte Linsen ersetzt werden.

Hähnchen
Wenn Sie Fleisch bevorzugen, verwenden Sie 100 g gestückeltes Hähnchenbrustfilet.

Thunfisch
Wenn Sie keinen Lachs mögen, können Sie stattdessen auch 100 g Thunfisch (in Dosen, in Ihrem eigenen Saft) verwenden.

Waldorfsalat

Für eine Portion:

100g grüner Sellerie, grob gehackt
50g Apfel, grob gehackt
50g Walnüsse, grob gehackt
10g rote Zwiebeln, grob gehackt
5g Petersilie, fein gehackt
1 Esslöffel Kapern
5g Liebstöckel (frisch)
1 Esslöffel kaltgepresstes Olivenöl
1 Teelöffel Balsamico
Saft einer 1/4 Zitrone
1 Teelöffel Dijon Senf
50g Rucola Salat
35g Chicorée Salat

Sellerie, Apfel, Walnüsse, Zwiebeln, Kapern, Petersilie und Liebstöckel vermischen.

Mischen Sie ein Dressing aus Olivenöl, Balsamico-Essig, Zitronensaft und Senf und marinieren Sie die vorherigen Zutaten darin kurz.

Chicorée und Rucola auf einem Teller anrichten und den Waldorfsalat darauf geben.

Bohneneintopf

Für eine Portion:

1 Esslöffel kaltgepresstes Olivenöl
50g rote Zwiebeln, fein gehackt
30g Karotten, geschält und fein gewürfelt
30g Selleriestange, fein gewürfelt
1 Knoblauchzehe, sehr fein gehackt
1/2 Thai-Chili (rot), fein gehackt
1 Teelöffel gemischte italienische Kräuter
1 Esslöffel Tomatenmark
200ml Gemüsebrühe
1 Dose klein gestückelte Tomaten (400ml)
200g gemischte Bohnen aus der Dose
50g Grünkohl, grob zerpflückt
1 Esslöffel Petersilie, grob gehackt
40g Buchweizen

Das Öl bei schwacher Hitze erhitzen und Zwiebel, Karotte, Sellerie, Knoblauch, Chili und Kräuter hinzufügen. Alles schwitzen.

Fügen Sie die Brühe, Tomaten und Tomatenmark hinzu. Die Bohnen hineinlegen und ca. 30 Minuten kochen.

Bereiten Sie derweil den Buchweizen vor.

Den Grünkohl in den Eintopf geben, 5 Minuten weiterkochen und dann mit Petersilie bestreuen und servieren.

Gefüllte Pita Taschen

Für eine Portion:

Sie brauchen Vollkorn-Pita-Taschen.

Für eine Füllung mit Fleisch:
80g gebratene Putenbrust
25g Rucola, klein geschnitten
20g Käse, gerieben
35g Gurken, klein gewürfelt
30g rote Zwiebeln, klein gewürfelt
15g Walnüsse, gehackt
Dressing aus 1 Esslöffel Balsamico und 1 Esslöffel kaltgepresstes Olivenöl

Für eine vegane Füllung:
3 Esslöffel Hummus
35g Gurken, klein gewürfelt
30g rote Zwiebeln, klein gewürfelt
25g Rucola, klein geschnitten
15g Walnüsse, gehackt
Dressing aus 1 Esslöffel kaltgepresstem Olivenöl und etwas Zitronensaft

In beiden Varianten mischen Sie alle Zutaten, füllen die Pita-Taschen damit und marinieren sie mit dem Dressing.

Limabohnen-Dip mit Sellerie und Crackern

Für zwei Portionen:

400g Limabohnen oder weiße Bohnen aus der Dose
3 Esslöffel Olivenöl
Saft und Zesten einer halben unbehandelten Zitrone
4 Frühlingszwiebeln, in feine Ringe geschnitten
1 Knoblauchzehe, gepresst
1/4 Thai-Chili, gehackt

Die Bohnen abtropfen lassen. Anschließend alle Zutaten mit einem Kartoffelstampfer zu einer Masse verarbeiten.

Dazu grüne Selleriesticks und Cracker servieren.

Butternutkürbis mit Buchweizen

Für vier Portionen:

1 Esslöffel kaltgepresstes Olivenöl
1 rote Zwiebel, fein gehackt
1 Esslöffel frischer Ingwer, fein gehackt
3 Knoblauchzehen, fein gehackt
2 kleine Chili, fein gehackt
1 Esslöffel Kreuzkümmel
1 Zimtstange
2 Esslöffel Kurkuma
800g gehackte Tomaten aus der Dose
300ml Gemüsebrühe
100g Datteln, entkernt und gehackt
eine 400g Dose Kichererbsen, abgetropft
500g Butternutkürbis, geschält, entkernt und gestückelt
200g Buchweizen
5g Koriander, gehackt
10g Petersilie, gehackt

Backofen auf 200 ° vorheizen.

Das Olivenöl in einem Bräter erhitzen und Zwiebel, Ingwer, Knoblauch und Tai Chili darin anbraten. Nach zwei Minuten Kreuzkümmel, Zimt und Kurkuma hinzufügen und unter Rühren noch zwei Minuten kochen.

Tomaten, Datteln, Brühe und Kichererbsen dazugeben, gut umrühren und bei schwacher Hitze 45 bis 60 Minuten kochen lassen. Nach Bedarf etwas Wasser hinzufügen. In der Zwischenzeit die Kürbisstücke mit Olivenöl mischen und im Ofen ca. 30 Minuten backen, bis sie weich sind.

Den Buchweizen gemäß den Anweisungen garen und das restliche Kurkuma hinzufügen. Wenn alles gekocht ist, den Kürbis zu den anderen Zutaten im Bräter geben und mit dem Buchweizen servieren. Mit Koriander und Petersilie bestreuen.

Hähnchen Curry mit Kartoffeln und Grünkohl

Für vier Portionen:

600g Hühnchenbrust, gestückelt
4 Esslöffel kaltgepresstes Olivenöl
3 Esslöffel Kurkuma
2 rote Zwiebeln, in Scheiben geschnitten
2 rote Chili, fein gehackt
3 Knoblauchzehen, fein gehackt
1 Esslöffel frisch gehackter Ingwer
1 Esslöffel Currypulver
1 Dose klein gestückelte Tomaten (400ml)
500ml Hühnerbrühe
200ml Kokosnussmilch
2 Stück Kardamom
1 Zimtstange
600g Kartoffeln (vorwiegend festkochend)
10g Petersilie, gehackt
175g Grünkohl, gehackt
5g Koriander, gehackt

Das Hähnchen in einem Teelöffel Olivenöl und einem Esslöffel Kurkuma ca. 30 Minuten lang marinieren. Dann in einer hohen Pfanne bei starker Hitze ca. 4 Minuten anbraten. Aus der Pfanne nehmen und beiseite stellen.

Einen Esslöffel Öl in der Pfanne mit Chili, Knoblauch, Zwiebel und Ingwer erhitzen. Alles bei mittlerer Hitze kochen und dann das Currypulver und einen Esslöffel Kurkuma dazugeben und unter gelegentlichem Rühren noch zwei Minuten kochen lassen. Fügen Sie Tomaten hinzu, kochen Sie für weitere zwei Minuten, bis letztendlich die Hühnerbrühe, Kokosmilch, Kardamom und Zimtstange hinzugefügt werden. Ca. 45 bis 60 Minuten kochen und bei Bedarf etwas Brühe dazugeben.

In der Zwischenzeit den Ofen auf 220 ° C vorheizen. Die Kartoffeln schälen und würfeln. Wasser aufkochen, die Kartoffeln mit Kurkuma dazugeben und 5 Minuten kochen lassen. Gießen Sie dann das Wasser ab und lassen Sie es etwa 10 Minuten lang verdunsten. Olivenöl zusammen mit den Kartoffeln auf einem Blech verteilen und 30 Minuten im Ofen backen.

Wenn die Kartoffeln und das Curry fast fertig sind, fügen Sie den Koriander, den Grünkohl und das Huhn hinzu und kochen sie fünf Minuten lang, bis das Huhn heiß ist.

Petersilie auf die Kartoffeln geben und mit dem Hähnchen-Curry servieren.

Erdbeer Buchweizen Tabouleh

50g Buchweizen
1 Esslöffel Kurkuma
80g Avocado
65g Tomaten
20 g rote Zwiebel
25 g Datteln, entsteint
1 Esslöffel Kapern
30g Petersilie
100g Erdbeeren
1 EL Olivenöl
Saft von 1/2 Zitrone
30g Rucola

Den Buchweizen zusammen mit Kurkuma kochen und abkühlen lassen.

Avocado, Tomaten, rote Zwiebeln, Datteln, Kapern und Petersilie fein hacken und mit dem abgekühlten Buchweizen mischen. Erdbeeren schneiden und mit dem Rest vermischen. Mit Öl und Zitronensaft würzen. Auf dem Rucola servieren.

Chili con Carne

1 rote Zwiebel, gehackt
3 Knoblauchzehen, fein gehackt
2 Tai Chili, fein gehackt
1 Esslöffel Olivenöl
1 Esslöffel Kurkuma
1 Esslöffel Kreuzkümmel
400g Rinderhackfleisch
150ml Rotwein
1 rote Paprika, entkernt und gewürfelt
2 Dosen klein gestückelte Tomaten (je 400ml)
1 Esslöffel Tomatenmark
1 Esslöffel Kakao Pulver (ohne Zucker)
150g Kidney Bohnen aus der Dose, abgetropft
300ml Rinderbrühe
5g Koriandergrün, gehackt
5g Petersilie, gehackt
160g Buchweizen

Zwiebeln, Knoblauch und Chili in Olivenöl in einer hohen Pfanne oder in einer Bratpfanne bei mittlerer Hitze anbraten. Nach drei Minuten Kreuzkümmel und Kurkuma hinzufügen und umrühren.

Dann das Hackfleisch dazugeben und anbraten, bis alles braun ist. Den Rotwein dazugeben, aufkochen lassen und auf die Hälfte reduzieren.

Paprika, Tomaten, Tomatenmark, Kakao, Kidneybohnen und Brühe dazugeben, umrühren und eine Stunde kochen lassen. Nach Bedarf ein wenig Wasser oder Brühe hinzufügen, wenn der Chili zu trocken ist.

Buchweizen nach Packungsanweisung kochen und mit den Chilis und frischen Kräutern bestreut servieren.

Pizza

<u>Für den Teig</u>
7g Trockenhefe
1 Teelöffel brauner Zucker
300ml Wasser
200g Buchweizenmehl
200g Weizenmehl für Pasta
1 Esslöffel Olivenöl

Trockenhefe und Zucker im Wasser auflösen und abgedeckt 15 Minuten ruhen lassen. Mischen Sie dann die Mehle. Fügen Sie das Hefewasser und das Öl hinzu und machen Sie einen Teig.

Den Teig in eine geölte Schüssel legen. Mit einem Lappen bedecken und an einem warmen Platz 50 Minuten aufgehen lassen. Der Teig sollte sich in der Größe verdoppeln.

Backofen auf 230 ° C vorheizen. Dann kneten Sie den Teig wieder gut durch und formen mit einem Nudelholz zwei Pizzen mit einem Durchmesser von jeweils 30 cm auf einer bemehlten Arbeitsfläche. Oder Sie formen eine dünne Pizza, die auf ein ganzes Backblech passt.

Den Pizzateig auf einem mit Backpapier ausgelegten Backblech verteilen.

<u>Für die Sauce</u>
1/2 rote Zwiebel, fein gehackt
1 Knoblauchzehe, fein gehackt
1 Teelöffel Olivenöl
1 Teelöffel Oregano, getrocknet
2 Esslöffel Rotwein
1 Dose passierte Tomaten (400ml)
1 Prise brauner Zucker
5g Basilikumblätter

Knoblauch, Zwiebel und Zucker mit Olivenöl anbraten, Wein und Oregano dazugeben und kurz kochen. Dann die Tomaten dazugeben und bei schwacher Hitze 30 Minuten kochen. Dann beiseite stellen und die frischen Basilikumblätter dazugeben.

Pizza belegen und backen
Geben Sie die gewünschte Menge Tomatensauce auf den Teig - lassen Sie die Ränder möglichst frei, tragen Sie nicht zu dick auf.

Dann fügen Sie die gewünschten Zutaten hinzu, z.B.:
rote Zwiebelscheiben und gegrillte Auberginen in Scheiben geschnitten
Ziegenkäse und Kirschtomaten
Hähnchenbrust (gegrillt), rote Zwiebeln und Oliven
Grünkohl, Chorizo und rote Zwiebeln

Anschließend ca. 12 Minuten backen und auf Wunsch mit Rucola, Pfeffer und Chiliflocken bestreuen.

Shitake Suppe mit Tofu

10g getrocktnete Wakame Algen (Instant)
1 Liter Gemüsebrühe
200g Shitake Pilze, in Scheiben geschnitten
120g Miso Paste
400g Tofu natur, in Würfel geschnitten
2 Frühlingszwiebeln
1 rote Chili, gehackt

Die Brühe zum Kochen bringen, die Pilze dazugeben und 2 Minuten kochen lassen. In der Zwischenzeit die Misopaste in einer Schüssel mit etwas warmer Brühe auflösen, zusammen mit dem Tofu wieder in den Topf geben, nicht mehr kochen lassen. Das Wakame bei Bedarf einweichen (auf der Packung) und mit den Frühlingszwiebeln und dem Tai Chili hinzufügen, erneut umrühren und servieren.

Hähnchen mit Walnusspesto und Salat

15g Petersilie
15g Walnüsse
15g Parmesan
1 Esslöffel kaltgepresstes Olivenöl
Saft einer halben Zitrone
50ml Wasser
150g Hähnchenbrustfilet
20g rote Zwiebeln, in Streifen geschnitten
1 Teelöffel Rotweinessig
35g Rucola
100g Kirschtomaten, halbiert
1 Teelöffel Balsamico

Für das Pesto Petersilie, Walnüsse, Parmesan, Olivenöl, die Hälfte des Zitronensaftes und ein wenig Wasser in einen Mixer geben und zu einer Masse mixen.

Das Hähnchen in einem Esslöffel Pesto und dem restlichen Zitronensaft mindestens 30 Minuten lang marinieren.

Backofen auf 200 ° C vorheizen.

Die Zwiebeln 10 Minuten in Rotweinessig marinieren, dann die Flüssigkeit abtropfen lassen.

In der Zwischenzeit das Huhn in einer beschichteten Pfanne auf beiden Seiten bei mittlerer Hitze anbraten und 12 Minuten in den vorgeheizten Ofen stellen.

Nehmen Sie das Huhn aus dem Ofen heraus, gießen Sie einen weiteren Esslöffel Pesto darüber und lassen Sie es 5 Minuten ruhen.

Rucola, Tomaten, Zwiebeln und Balsamico-Essig mischen, das Huhn drauf legen und den Rest des Pestos darüber gießen.

Buchweizen Nudeln mit Lachs und Rucola

Für vier Portionen:

2 Esslöffel kaltgepresstes Olivenöl
1 rote Zwiebel, klein gehackt
2 Knoblauchzehen, klein gehackt
2 rote Chili, klein gehackt
150g Kirschtomaten, halbiert
100ml Weißwein
300g Buchweizen Nudeln
250g Räucherlachs
2 Esslöffel Kapern
Saft einer halben Zitrone
60g Rucola
10g Petersilie, gehackt

1 Teelöffel vom Öl in einer beschichteten Pfanne erhitzen, Zwiebeln, Knoblauch und Chili bei mittlerer Temperatur dazu geben und kurz anbraten. Dann die Tomaten und den Weißwein in die Pfanne geben und den Wein reduzieren lassen.

Kochen Sie die Nudeln gemäß den Anweisungen.

In der Zwischenzeit den Lachs in Streifen schneiden und wenn die Nudeln fertig sind, zusammen mit den Kapern, Zitronensaft, Kapern Rucola, restlichem Olivenöl und Petersilie in die Pfanne geben und vermischen. Fertig.

Salat mit Lachs und karamellisierten Chicorée

Für eine Portion:

10g Petersilie
Saft einer viertel Zitrone
1 Esslöffel Kapern
kaltgepresstes Olivenöl
1/4 Avocado in Scheiben geschnitten
100g Kirschtomaten, halbiert
20g rote Zwiebeln, in Scheiben geschnitten
50g Rucola
5g Selleriegrünblätter
150g Lachsfilet ohne Haut
2 Teelöffel brauner Zucker
1 Chicorée, längs halbiert

Backofen auf 220 ° vorheizen.

Das Dressing: Petersilie, Zitronensaft, Kapern und 2 Teelöffel Olivenöl im Mixer zu einer Sauce mixen.

Avocado, Tomate, rote Zwiebel und Selleriegrün für den Salat mischen. Reiben Sie den Lachs mit etwas Öl ein und braten Sie ihn von beiden Seiten kurz in einer beschichteten Pfanne an. Dann für etwa fünf Minuten in den Ofen stellen.

Mischen Sie 1 Teelöffel Olivenöl mit dem braunen Zucker und reiben Sie die Schnittflächen des Chicorée damit ein. Bei mittlerer Hitze 3 Minuten in einer Pfanne braten.

Den Salat mit dem Dressing mischen und mit Lachs und Chicorée anrichten.

Putenhackbällchen-Spieße

Für vier Portionen:

4 Stangen Zitronengras
400g Putenhackfleisch
2 Knoblauchzehen, fein gehackt
1 Ei
1 rote Chili, fein gehackt
2 Esslöffel Limettensaft
2 Esslöffel gehackter Koriander
1 Teelöffel Kurkuma
Pfeffer

Zitronengras putzen, längs halbieren und waschen.

Mischen Sie das Fleisch mit dem Ei, Chili, Knoblauch, Koriander, Olivenöl, Limettensaft, Kurkuma und etwas Pfeffer. Bilden Sie daraus kleine Kugeln.

Stecken Sie die Bällchen auf den Zitronengras-Spieß und grillen Sie sie nach Belieben. Kochen Sie sie im Ofen oder braten Sie sie in der Pfanne, bis die Bällchen fertig sind. Dazu passt ein kleiner Salat.

Kabeljau mit Gemüse

Für eine Portion:

20g Miso
1 Esslöffel Mirin
2 Esslöffel Olivenöl
200g Kabeljaufilet ohne Haut
20g rote Zwiebel, in Scheiben geschnitten
40g Sellerie, in Scheiben geschnitten
1 Knoblauchzehe fein gehackt
1 Chili, fein gehackt
1 Teelöffel fein gehackter Ingwer
60g grüne Bohnen
50g Grünkohl, grob gehackt
30g Buchweizen
1 Teelöffel Kurkuma
1 Teelöffel Sesamsamen
5g Petersilie, grob gehackt
1 Esslöffel Sojasauce

Miso, Mirin und einen Esslöffel Öl mischen. Den Kabeljau mindestens 30 Minuten lang damit marinieren.

Den Ofen auf 220 ° vorheizen und dann den Kabeljau 10 Minuten backen.

In der Zwischenzeit das restliche Öl in einer großen Pfanne erhitzen. Die Zwiebel darin anbraten, dann Sellerie, Knoblauch, Chili, Ingwer, grüne Bohnen und Grünkohl dazugeben. Braten, bis der Grünkohl gar ist. Bei Bedarf etwas Wasser dazugeben, um den Garvorgang zu erleichtern.

Kochen Sie Buchweizen mit dem Kurkuma gemäß den Anweisungen in der Verpackung.

Wenn der Buchweizen fertig ist, Sesam, Petersilie und Sojasauce zum Gemüse geben, und den Buchweizen mit Gemüse und Fisch servieren.

Snacks

Snack Bites

120g Walnüsse
30g dunkle Schokolade (85% Kakao)
250g Datteln
1 Esslöffel reines Kakaopulver
1 Esslöffel Kurkuma
1 Esslöffel Olivenöl
Inhalt einer Vanilleschote oder etwas Vanillearoma

Die Schokolade grob zerbröckeln und mit den Walnüssen in einer Küchenmaschine in ein feines Pulver mixen.

Fügen Sie dann die anderen Zutaten hinzu und rühren Sie um, bis Sie einen einheitlichen Teig erhalten. Falls erforderlich, 1 bis 2 Esslöffel Wasser hinzufügen.

Aus der Masse 15 Stücke formen und in einer luftdichten Dose mindestens eine Stunde kaltstellen.

Die Häppchen bleiben eine Woche im Kühlschrank.

Säfte und Tees

Grüner Sirtfood Saft

Für ca. 300ml. Der ultimative Sirtfood Saft mit vielen Sirtuin-Lebensmitteln. Sie benötigen dazu ein Entsafter-Gerät.

2 große Handvoll Grünkohl
1 große Handvoll Rucola
1 sehr kleine Hand glatter Petersilie
1 sehr kleine Hand Liebstöckel Blätter
2 bis 3 Stangen Stangensellerie, mit Blättern
1/2 kleiner grüner Apfel, z.B. Granny Smith
½ Bio-Zitrone mit Schale
1/2 Teelöffel Matcha Pulver

Zuerst den Grünkohl, Rucola, Petersilie und Liebstöckel in den Entsafter geben.

Dann den Apfel, die Selleriestangen und die halbe Zitrone entsaften.

Das sollte ca. 300ml Saft ergeben.

Zum Schluss das Matcha Pulver im Saft auflösen und fertig ist der Sirtfood Saft.

Selleriesaft mit Grünkohl und Apfel

Für ca. 500ml. Sie benötigen dazu ein Entsafter-Gerät.

- 300 g Staudensellerie
- 200 g Salatgurken
- 50 g Grünkohl, ohne Strunk
- 70 g Apfel (1/2 Apfel mit Schale)
- 1/2 Bio-Zitrone mit Schale
- 5 g Ingwer mit Schale

Alle Zutaten gut waschen und passend für den Einfüllschacht des Entsafters zuschneiden.

Dann nach und nach in den Einfüllschacht geben und auspressen lassen.

Wenn sie mehr Saft auf Vorrat zubereiten, hält der Saft ein bis zwei Tage im Kühlschrank.

Selleriesaft mit Ananas, Apfel und Petersilie

Für ca. 400ml. Sie benötigen dazu ein Entsafter-Gerät.

300 g Staudensellerie ca. eine halbe Staude
180 g Ananas geschält
20 g Petersilie

- 70 g Apfel (1/2 Apfel mit Schale)
- 1/2 Bio-Zitrone mit Schale

Alle Zutaten gut waschen und passend für den Einfüllschacht des Entsafters zuschneiden.

Dann nach und nach in den Einfüllschacht geben und auspressen lassen.

Wenn sie mehr Saft auf Vorrat zubereiten, hält der Saft ein bis zwei Tage im Kühlschrank.

Matcha Tee

Matcha ist ein fein gemahlener grüner Tee. Die besonders intensive Farbe erhält er dadurch, dass die Pflanze etwa 4 Wochen vor der Ernte vor der Sonne geschützt wird: Sie wächst dann nur noch im Schatten. So kann sich viel von der grünen Farbe Chlorophyll und guten Aminosäuren (für einen milden Geschmack) bilden.

Tatsächlich kann der regelmäßige Konsum von Matcha-Tee zum Abnehmen beitragen, wie zahlreiche Studien gezeigt haben. Die enthaltenen Katechine wirken sich positiv auf die Fettverbrennung aus und fördern den Stoffwechsel.

Besonders zu empfehlen sind alle Matcha-Tees aus Japan. Am besten fair gehandelt und biologisch angebaut.

Matcha Teezubereitung - klassisch mit Wasser

- Sie können Ihren Matcha-Tee ganz einfach zubereiten.
- 1 gestrichener Teelöffel Matcha-Pulver in eine Schüssel geben. Sie können auch einen speziellen Matcha-Löffel aus Bambus verwenden, um das Pulver zu dosieren: Er heißt "Chakasu".
- Gießen Sie das Pulver mit etwa 50 ml Wasser auf. Das Wasser sollte 80 Grad warm sein - nicht heißer, da sonst wertvolle Inhaltsstoffe abgetötet werden.
- Dann vermischen Sie alles mit dem Matcha-Besen, bis es schaumig ist. Sie können je nach gewünschtem Geschmack mehr Wasser hinzufügen. Probieren Sie einfach aus, wie Ihnen der Matcha-Tee am besten gefällt.

Impressum

ISBN: 9781660968275

Imprint: Independently published

1. Auflage

Umschlaggestaltung, Illustration, Bilder: freepik.com, pexels.com

Herausgeber: Daniel Pirzer, Krüner Str. 39, DE-81373 München

Printed in Poland
by Amazon Fulfillment
Poland Sp. z o.o., Wrocław

53745713R00029